Cont

GASTEIN

STATION

THERMALE & CLIMATÉRIQUE

D'ÉTÉ

PAR

M. le docteur Gustave PROLL

MÉDECIN

AUX EAUX DE BAD-GASTEIN

ET EN HIVER A NICE

PRIX : 1 FRANC

NICE

TYPOGRAPHIE DE V.-EUGÈNE GAUTHIER ET Cᵉ

DESCENTE DE LA CASERNE, 1.

—

1865

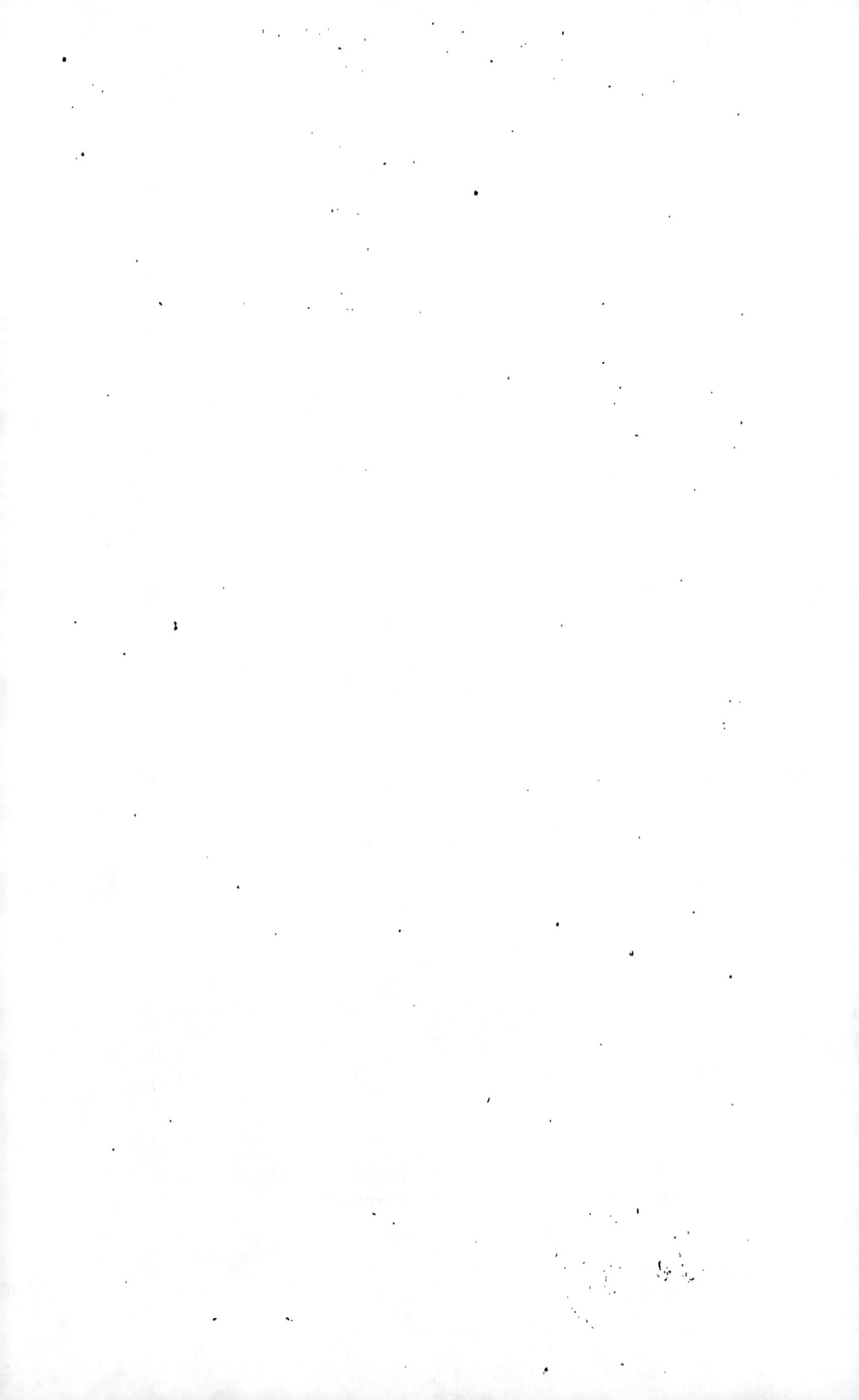

GASTEIN

STATION THERMALE & CLIMATÉRIQUE D'ÉTÉ

GASTEIN

STATION

THERMALE & CLIMATÉRIQUE

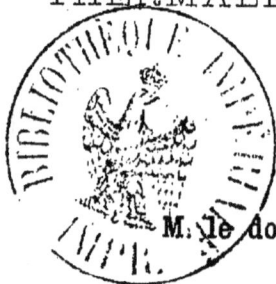

D'ÉTÉ

par

M. le docteur Gustave PROLL

MÉDECIN

AUX EAUX DE BAD-GASTEIN

ET EN HIVER A NICE

NICE

TYPOGRAPHIE DE V.-EUGÈNE GAUTHIER ET Ce

DESCENTE DE LA CASERNE, 1.

—

1865

WILD-BAD-GASTEINER-WASSER.

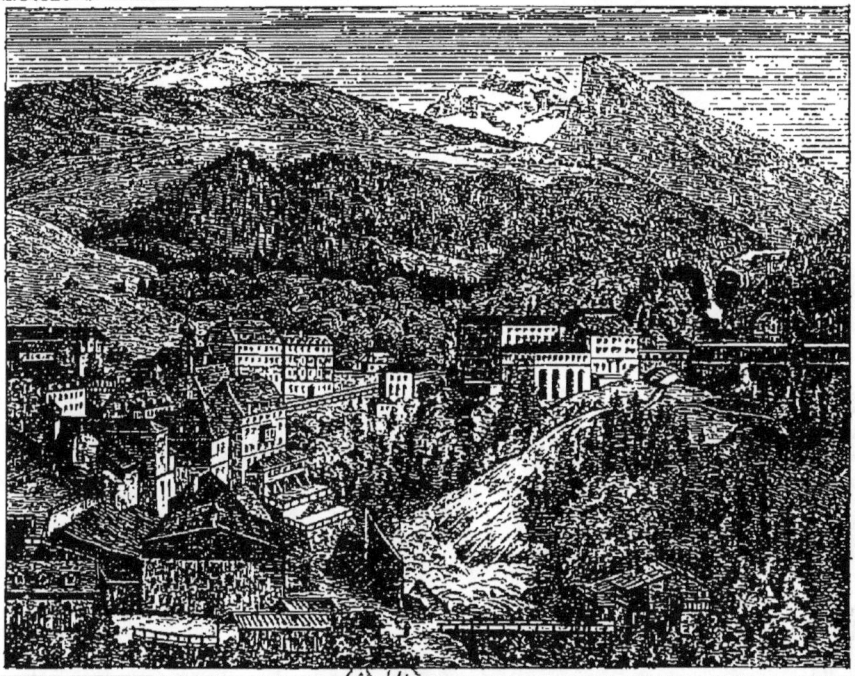

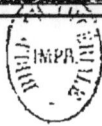

PARTIE DESCRIPTIVE

SITUATION GÉOGRAPHIQUE

BAD-GASTEIN, dans la vallée de Gastein, empire d'Autriche, province de Salzbourg, à la frontière de la Carinthie, est un petit village de trente feux, magnifiquement situé. La vallée de Gastein est longitudinale, dans la direction du Nord au Sud ; elle est traversée par un torrent appelé *Ache* ou *Gasteiner Ache,* qui se jette dans la rivière de Salzach, à l'entrée de la vallée, près de Lend, par une cascade merveilleusement pittoresque, à 3135 pieds au-dessus du niveau de la Méditerranée. Cette vallée est entourée des pics les plus élevés des Alpes-Centrales.

VALEUR DE GASTEIN COMME CLIMAT

J'ai fait les observations météréologiques depuis quinze ans sur le pays.

En été, GASTEIN est la place la plus fraîche de l'Europe où l'on puisse se réfugier, à cause des pluies fréquentes et des neiges tombant quelquefois en pleine saison thermale ; — mais l'humidité produite par un pareil temps est loin d'être mauvaise pour la cure ; — au contraire, alors tout le monde supporte mieux les bains. Le plus grand avantage du climat de BAD-GASTEIN, c'est qu'il n'y a presque pas de vent, excepté le vent du Sud qui y fait de rares apparitions.

Se promener, même pendant une légère pluie, n'a donc rien de dangereux, parce qu'on ne prend pas froid et parce que l'évaporation est très-grande, puisque la pression atmosphérique moyenne est 700 millimètres ou 25 pouces.

La température moyenne de l'année est 4o Réaumur ; celle de la saison thermale est 10° 5 Réaumur.

Le nombre de jours de pluie en été est de 17 par mois ; au printemps et en automne, il descend à 9.

L'ozonomètre accuse toujours les degrés les plus hauts.

L'humidité est très-grande, comme nous l'avons dit, mais elle est incapable de faire du mal; on en est quitte pour se promener au milieu des nuages comme les dieux des anciens.

INFLUENCE DU CLIMAT DE GASTEIN

Tout malade qui séjourne dans une plaine, qui n'a pas de fièvre et possède un tempérament modéré, une constitution nerveuse et un naturel facile à contenter, peut essayer, avec chance de succès, le climat de GASTEIN comme remède.

Ce climat convient principalement aux malades qui redoutent les vents. Cependant, il ne faut pas que ces malades soient trop jeunes. Les malades pâles s'en trouvent très-bien, s'ils savent se contenter de repas modérés, arrosés d'un peu de vin largement étanché d'eau.

Il est presque inefficace aux personnes atteintes de maladie de foie et d'*hémorroïdes actives* procurant encore des pertes et des démangeaisons.

PRINTEMPS

Cette saison est favorable à tous ceux qui touchent au déclin d'une maladie d'épuisement sans fièvre, comme à ceux qui ont souffert de la fièvre typhoïde scarlatineuse, des diarrhées chroniques et, en général, à ceux qui ont besoin de forces, d'excitation, etc. ;

A ceux qui craignent la chaleur, le grand monde, les dépenses ;

A ceux qui ne peuvent venir ni l'été, ni l'automne ;

A ceux qui sont d'un tempérament lymphatique, lent ou torpide ;

A ceux qui n'ont aucun penchant pour les aventures et qui, surtout, tiennent à vivre à bon marché.

ÉTÉ

A cette époque de l'année peuvent venir tous ceux :

1 — Qui craignent le froid et la solitude ;

2 — Qui ne souffrent ni du foie ni des hémorroïdes, avec irritation ;

3 — Qui sont indifférents aux dépenses ;

4 — Qui n'ont pas grand besoin des soins du médecin ;

5 — Qui sont affectés du mercurialisme ou de syphilis invétérée.

6 — Qui ne peuvent pas venir ni au printemps, ni à l'automne.

AUTOMNE

L'automne dans la vallée de Gastein est propice :

1 — A ceux qui ne peuvent faire la cure ni l'été ni au printemps ;

2 — A ceux qui veulent vivre à bon marché et isolés.

3 — A ceux qui craignent la chaleur d'été ;

4 — A ceux qui ont besoin d'une cure de printemps contre leurs maux de foie, de la rate, etc. ;

Et généralement à tous ceux qui sont bilieux, très-irritables ou affectés des hémorroïdes actives, c'est-à-dire de démangeaisons ;

A ceux qui ont des douleurs au creux de l'estomac ;

Enfin aux malades par constipation.

—

HIVER

L'hiver convient parfaitement :

1 — A tous ceux qui ne peuvent pas venir dans les autres saisons ;

2 — A ceux qui sont d'une sensibilité et d'une irritabilité extrême ;

3 — A ceux qui sont assez riches pour pouvoir

dédommager largement le médecin dont ils réclament les services.

~~~~~

On peut très-bien faire la cure en hiver : les cabinets des bains se trouvant dans chaque maison, le froid n'empêche en rien la cure ; au contraire, il la favorise.

~~~~~

En général, le printemps et l'automne sont les meilleures saisons thermales et celles qui ont le moins de pluie. On devrait, avant de venir à GASTEIN, adopter pour règle de n'entreprendre la cure qu'avec la certitude que, *trois mois* après, le repos de l'esprit, du cœur et du corps sera parfaitement assuré.

~~~~~

On est invité à prévenir le médecin choisi, lorsqu'on veut faire la cure après la fin de septembre. S'il consent, il faudrait le dédommager généreusement..

ACCESSIBILITÉ ET ITINÉRAIRE

La station de chemin de fer la plus voisine est Salzbourg (trajet de quatorze heures), où de nombreux réseaux communiquent avec Munich, Insbruck et Vienne, capitale de l'Autriche.

Il y a quatre Gastein dans la vallée de Gastein, qu'on ne doit pas confondre entre eux :

Dorf-Gastein, à l'entrée de la vallée ;

Hof-Gastein, au milieu ;

Bad-Gastein, plus vers le Sud ;

Et *Bock-Gastein*, au bout de la vallée.

HOF-GASTEIN est un gros bourg, chef-lieu de la vallée, dernier relais de poste avant d'arriver à BAD-GASTEIN (trajet une heure et demie).

La route de SALZBOURG à BAD-GASTEIN, qu'on doit parcourir en voiture, est une des plus pittoresques de l'Europe.

La malle-poste, qui dessert ces deux endroits à partir du 1er juin jusqu'au 30 septembre, part chaque matin de ces deux points de station : SALZBOURG et BAD-GASTEIN, et revient encore le soir à son point de départ et prend à chaque relais de poste des voyageurs avec leur bagage, sans limiter leur nombre.

Les relais sont :

1 — HALLEIN, remarquable par ses bains, salines et mines de sel.

2 — GOLLING, fameux premièrement par sa belle cascade, à une demi-heure de distance; secondement par le torrent souterrain connu sous le nom d'*Ofen*, et troisièmement par l'horrible défilé de Lueg, où des Français combattirent avec des Tyroliens en 1809. *Pass-Lueg*.

3 — WERFEN, avec son ancienne citadelle, ses mines et fonderies de fer.

4 — SAINT-JOHANN, dans une contrée très-fertile.

5 — LEND, avec ses fonderies d'or et d'argent, à l'entrée de la vallée de Gastein et au commencement du formidable défilé *Pass-Klamm*.

6 — HOF-GASTEIN.

7 — BAD-GASTEIN.... Ici cesse la grande route.

Ce service n'a lieu que trois fois par semaine, depuis le 15 mai jusqu'au 31 du même mois.

PARTIE MÉDICALE

RICHESSES THERMALES

LEURS QUALITÉS PHYSIQUES ET CHIMIQUES

C'est à BAD-GASTEIN que se trouvent les sources d'eau chaude qui, de là, sont conduites par des canaux en bois jusqu'à HOF-GASTEIN, village situé à 300 pieds au-dessous, dans la partie la plus large de la vallée.

QUALITÉS PHYSIQUES

La quantité d'eau fournie par les 18 sources est évaluée à 132,000 pieds cubes en 24 heures.

La température est à 39° Réaumur ou 48° centigrade.

La *transparence* de ses eaux est la plus grande de toutes les eaux du monde.

Son *poids spécifique* et sa *saveur* la font prendre pour de l'eau distillée; elle n'exhale aucune odeur désagréable, même pour les odorats les plus sensibles.

QUALITÉS CHIMIQUES

L'analyse la plus récente fut faite en 1862. J'ai évaporé, à BAD-GASTEIN, 14 quintaux de la source principale et j'en ai envoyé ensuite le résultat à M. le professeur Redtenbacher, à Vienne (Autriche).

10,000 parties liquides contiennent seulement 3.5 parties solides ou fixes et parmi celles-là il y a :

Du sulfate de soude ;
— de potassium ;
Du chlorure de sodium ;
— de potassium ;
Du carbonate de soude ;
— de chaux ;
— de magnésie ;
— de fer ;
— de manganèse ;
Du silicea ;
Du phosphate d'alun ;
Du carbonate de lithium.

Pour la plus grande quantité y entrent le sulfate de soude, le chlorure de sodium et enfin le silicea.

Par l'analyse spectrale, Redtenbacher y a découvert la présence du *rubidium* et du *cacsium*.

Il n'y a pas de gaz.

HOF-GASTEIN ET BOCK-GASTEIN

Hof-Gastein possède aussi un établissement de bains, mais qui ne présente pas autant de confort que celui de Bad-Gastein, et qui, en outre, est privé de bains de vapeur.

Mais, comme dédommagement, Hof-Gastein a des fontaines froides très-salutaires contre les maux d'estomac, de reins et contre les hémorroïdes.

La même fontaine salubre se trouve aussi à Bock-Gastein, situé à l'extrémité la plus élevée de la vallée, vers le Sud, presque au bout du monde, où toute route carrossable cesse.

Les malades qui, dans la saison avancée, ne trouveraient aucun logement à Bad-Gastein, centre de réunion de tous les étrangers, pourraient s'établir à Hof-Gastein ou à Böck-Gastein et se préparer là, par les sources froides, à la cure des sources chaudes de BAD-GASTEIN.

A HOF-GASTEIN, il y a plusieurs hôtels et maisons meublés; la meilleure des dernières est *Gutenbrunn*, dont la propriétaire est une Parisienne.

FACILITÉS DE SÉJOUR A BAD-GASTEIN

Les hôtels principaux de BAD-GASTEIN sont :

La *Poste*, tenu par par M. Straubinger ;
Grabenwirth
Et *Hirsch*.

Ces trois hôtels ont une table d'hôte.

Les hôtels de second ordre, sans table d'hôte, sont :

Bellevue, sans bains ;
Ober-Krämer
Et *Unter Krämer*, avec bains

Les hôtels situés dans la meilleure position sont :

Bellevue
Et *Hirsch*.

Ils sont les plus éloignés du centre du village, c'est-à-dire de la place de la Poste (quinze minutes environ), ce qui fait que, de là, on entend peu ou pas du tout le bruit incessant produit par la cascade, qui compte parmi les plus majestueuses et les plus hautes de l'Europe (300 pieds).

Cette cascade traverse une partie du village, et son lit, au fond de la vallée, est entouré de maisons. Trois ponts, dont un couvert, traversent l'abîme et unissent la partie occidentale et supérieure du village à la partie orientale et inférieure.

A BAD-GASTEIN, il y a aussi des maisons meublées très-confortables et très-élégantes, avec bains.

Celles de premier ordre, avec bains, sont :

> La *Solitude*,
> *Schloss*,
> *Provenchères*,
> *Schwaigerhauss*,
> *Gruber*
> Et *Pfarrhaus*.

Les autres maisons meublées, avec bains, sont :

> La *Praelature*,
> *Lainer*,
> *Meilinger*
> Et *Grabenbacker*.

Sans bains :

> *Waha*,
> *Slaas*,
> *Schulhaus*
> Et *Senyer*.

PRÉCAUTIONS PRÉALABLES

La saison commence vers le 15 mai et se termine vers la fin de septembre.

Les maisons étant en très-petit nombre, il est absolument nécessaire de retenir son appartement trois mois à l'avance, surtout si l'on est obligé de demeurer au rez-de-chaussée.

A cet effet, on doit écrire à l'un des trois médecins des eaux, parfaitement placés pour choisir l'appartement qui convient aux malades.

Ces médecins, classés ici par ancienneté, sont :

1° M. le docteur Gustave Pröll, qui est l'auteur d'un ouvrage en allemand sur Gastein et qui exerce la pratique pendant l'hiver à Nice ;

2° M. le docteur baron de Härdtl ;

3° Et M. le docteur noble de Hönigsberg, inspecteur des bains.

Ces deux derniers exercent en hiver à Vienne (Autriche).

RENSEIGNEMENTS UTILES

L'affluence la plus considérable des malades est à partir du 15 juillet jusque vers la fin d'août ; mais c'est une erreur générale de penser qu'on ne puisse faire la cure qu'en plein été ; car l'expérience de tous les médecins et de beaucoup de convalescents a constaté, depuis un demi-siècle, qu'on peut beaucoup mieux supporter les bains au printemps et en automne que dans la saison chaude.

Par suite de cette erreur générale, les appartements sont beaucoup moins chers au printemps et en automne, et les logements sont en plus grand nombre.

Les docteurs ayant plus de loisir peuvent donner plus de soins et plus de temps aux malades établis à GASTEIN à ces deux époques de l'année.

PROPRIÉTÉ DES SOURCES

Les sources thermales de BAD-GASTEIN jouissent à juste titre d'une réputation européenne comme le remède le plus puissant dans presque toutes les affections du système nerveux.

C'est par erreur que les chimistes ont classé ces eaux chaudes parmi les sources *indifférentes* : leur influence, au contraire, est très-grande par rapport à l'électricité.

Elles conduisent l'électricité beaucoup mieux que l'eau distillée, l'eau de pluie et l'eau de fontaine : c'est ce que j'ai constaté avec le galvanomètre, qui m'a démontré que les trois espèces d'eau ont la même température.

Elles ont une vertu éminemment astringente et, par cette double qualité des eaux, d'être un fort conducteur de l'électricité et un grand tonique, GASTEIN ressemble beaucoup à NICE, dont l'air est très-tonique et très-électrique.

L'action astringente de l'eau thermale de Gastein se manifeste:

1° En resserrant les pores, ce qui empêche que l'on transpire immédiatement après le bain;

2° En arrêtant le sang d'une plaie vive;

3° En arrêtant la diarrhée chronique (par petite faiblesse) et en constipant, au commencement, comme Nice.

Les principales conditions de succès pour les bains de Gastein sont :

1° La vraie faiblesse vitale, c'est-à-dire celle qui s'améliore après un modeste repas et qui s'aggrave par le jeûne ;

2° Tempérament phlegmatique ;

3° Tempéraments bilieux, sanguin, mélancolique, seulement lorsqu'il sont très-peu accentués;

4° Absence de fièvre ;

5° Naturel gai et facile à contenter;

6° Obéissance au médecin.

Les conditions contraires à la cure par les bains sont :

1° Toute maladie qui s'améliore par le jeûne et qui s'aggrave même après un modeste repas;

2° Etat fiévreux ou aigu;

3° Tempéraments sanguin, bilieux qu mélancoliques, lorsqu'ils sont fortement accentués;

4º Naturel acariâtre, difficile à contenter ;

5º Un égoïsme très-prononcé ;

6º Habitude de désobéissance ou opposition au médecin.

Les bains de BAD-GASTEIN sont les eaux de Jouvence où les vieillards vont retremper leurs forces épuisées.

Il ne faut pas croire pour cela que les enfants en soient exclus : au contraire, ils s'y trouvent très-bien.

Sous ce rapport encore, GASTEIN ressemble à Nice, Providence des vieillards et des enfants.

De là, le proverbe *Gastum tantum una* (IL N'Y A QU'UN GASTEIN).

Les maladies qui ont trouvé leur guérison radicale dans les eaux de Gastein sont :

1º La faiblesse héréditaire ;

2º La faiblesse acquise par l'onanisme (faiblesse de mémoire, de la vue, de l'estomac, des jambes et de la vessie...)

> (Gastein est unique au monde pour guérir les suites funestes de cette peste presque universelle)....

3º Faiblesse causée par des pertes seminales ou les flueurs blanches ;

4º Faiblesse causée par un mariage trop prématuré;

5º Faiblesse causée par les excès ;

6º Puissance affaiblie ;

7o Faiblesse causée par une grande perte de sang ;
après des hémorroïdes, une opération, une chute,
une blessure ; après un accouchement malheureux
(un des points les plus glorieux de GASTEIN) ;

8° Faiblesse acquise par une chute considérable,
qui est suivie presque toujours d'une paralysie ;

9o Par des études trop intenses et continues ;

10° Faiblesse causée par la clairvoyance spontanée
ou artificielle ;

11o Par des fatigues corporelles au-dessus des
forces humaines ;

12o Dans l'état chronique du rhumatisme et de
la goutte, avec toutes ses suites et dans toutes les
formes ;

13o *Dans les maladies des femmes :*
   a) Dans les désordres ou manque de la période ;
   b) Descente de la matrice ;
   c) Stérilité ;
   d) Dans la disposition aux fausses couches ;

14° Dans les affections *chroniques des os (carie)*,
dans les maladies de la peau *(ulcères)*, occasionnées
principalement par les brûlures ;

15° Dans les conséquences de l'abus du mercure,
comme pierre de touche, pour savoir si quelque
maladie est due au mercure ou à la syphilis ;

16° Pour les incommodités de la vieillesse.

RÈGLE GÉNÉRALE.

On peut envoyer à Gastein tout malade obéissant, affecté d'un mal qui dure depuis nombre d'années, pourvu qu'il n'y ait pas de fièvre.

Avec ces conditions, on pourra toujours faire un essai de la cure.

Les bains de vapeur sont employés :

1º Quand l'effet des bains liquides a été nul ou seulement palliatif ;

2º Si les bains ordinaires n'ont pu être supportés ;

3º S'il y a faiblesse du larynx, ou suite de son inflammation chronique, sans fièvre, causée par une profession quelconque qui oblige à parler ou à chanter trop longtemps ;

4º Dans l'asthme, causé par la faiblesse des membranes muqueuses des poumons ; dans plusieurs maladies des oreilles, surdité rhumatismale, etc.

L'emploi des deux eaux de Gastein comme boisson se fait dans les cas suivants :

1º Si le malade ne peut se rendre à Gastein, à cause de sa modique fortune ou pour d'autres obstacles ;

2º Si le malade ne peut supporter les bains liquides ou les bains de vapeur ;

3º Dans quelques affections de l'estomac (faiblesse nerveuse);

4º Dans quelques malàdies des rognons ou de la vessie, principalement dans la gravelle;

5º Dans les rhumatismes et la goutte chronique;

6º Comme remplaçant de l'eau potable; si celle-ci ne peut être digérée, alors on la prend à l'état refroidi.

USAGE EXTÉRIEUR DES EAUX DE GASTEIN.

1º Comme *collyre*, dans la vraie faiblesse des yeux ;

2º Comme *bain local* de la bouche, pour raffermir l'alvéole et guérir les fistules des dents ;

3º Comme *gargarisme*, pour guérir la disposition aux angines ;

4º Pour *injection* dans quelques affections des oreilles, carie des ossicules, etc. ;

5º *Injection* contre la descente de la matrice et flueurs blanches trop affaiblissantes ;

6º Comme *lavement* dans le même cas, pour les jeunes filles ;

7º Comme *lavement* dans la constipation habituelle par faiblesse du muscle ;

8º Comme bains de siége dans les mêmes cas que les bains longs ;

9º Comme *bain local* de chaque partie du corps affaiblie où la faiblesse est purement locale ;

10º Comme *lotion genérale* du corps.

RÈGLES A SUIVRE

Avant, pendant et après la cure des bains

AVANT

Écrire à un des médecins résidant à GASTEIN l'histoire de sa maladie pour consulter si l'on doit y aller, — vers quelle époque et dans quelle maison ; — dans ce cas, envoyer des arrhes au propriétaire des eaux.

Prendre des habillements d'hiver et des galoches en cuir ; le caoutchouc est défavorable.

Visiter, avant l'arrivée à GASTEIN, tout ce qu'on veut voir après la cure, c'est-à-dire les grandes villes, les cîmes des hautes montagnes, les mines, etc.

Achever les affaires les plus ennuyeuses avant la cure ; — car ces affaires et les visites dans les grandes villes, après la cure, détruiraient presque tous les effets de la cure et empireraient encore l'état du malade.

PENDANT

Rester trois jours, avant de prendre des bains, pour s'acclimater et faire quelques excursions qu'on ne peut songer à faire en voiture.

———

Consulter un médecin avant d'arrêter un logement et de commencer la cure.

———

Ne pas faire d'excursions sans en avoir demandé la permission, parce que la moitié des empirements proviennent des fatigues de la marche.

———

Ne pas rester en plein air après le coucher du soleil, ni pour attendre la poste, ni pour entendre la musique.

La santé avant tout.

APRÈS LA CURE

La tranquillité d'*âme*.

Pas d'affaires ni de fatigues du *corps*.

Pas de longues promenades ni d'ascensions.

Pas de *remèdes*, ni à l'intérieur ni à l'extérieur.

Seulement, chaque semaine, un bain tiède de propreté.

Pas d'autres bains pendant trois mois.

La cure des raisins est seule permise.

DÉPENSES APPROXIMATIVES DE LA CURE

A GASTEIN

I

Si la résidence se prolonge au-delà de six jours,
on doit donner à la commune de un à six florins par
famille, selon la position de fortune, pour contribuer
à la conservation des promenades, à l'achat des nombreuses banquettes disposées à chaque pas, etc.; trois
ou quatre florins pour la musique qui se fait entendre
plusieurs fois par semaine, à partir du 1er juin jusqu'à la fin du mois d'août, dans les places publiques
ou dans la *Galerie vitrée*, qui a une longueur de
70 toises sur 2 toises de largeur. Cette Galerie est
une agréable promenade quand le temps est pluvieux;
c'est aussi le rendez-vous des malades qui boivent
le petit lait ou les eaux minérales.

Au bout de cette galerie se trouve un salon pour

les dames, avec un excellent piano et des journaux
en toutes langues, et la liste des étrangers de toutes
les stations thermales de l'Allemagne.

II

Le prix des bains est de quatre florins par semaine,
sans le linge, qu'il convient mieux d'apporter avec soi.

Depuis le 15 juin jusqu'au 15 août, on est obligé,
si l'on se trouve dans une maison renfermant des
bains, de payer la taxe exigée, qu'on prenne ou non
ces bains.

III

Le prix des chambres varie depuis deux jusqu'à
vingt-cinq florins par semaine, selon le mois, la si-
tuation ou le confort.

Les appartements, dans la partie supérieure et cen-
trale de GASTEIN, sont plus recherchés que dans la
partie inférieure.

IV

Il y a chaque jour deux tables d'hôte dans le
premier hôtel (de la Poste): la première, à une heure,
prix 1 florin (2 fr. 50 c.); la seconde, à trois heures,
prix 2 florins (5 francs), non compris le vin.

On peut encore déjeûner et dîner à la carte, ce
qui est moins coûteux.

EXPORTATION DES EAUX DE GASTEIN

Puisque l'eau de GASTEIN se conserve pendant, très longtemps, on peut l'employer et l'exporter comme eau potable pour l'étranger et sur les vaisseaux au long cours.

Elle est exportée en bouteilles ou dans des barils en fer-blanc.

. On doit s'adresser pour les commandes à M. François Lainer, chirurgien à BAD-GASTEIN.

Ces *commandes* devront se faire au printemps, en été et jusqu'au mois d'octobre; plus tard, l'eau pourrait se congeler pendant le trajet.

PARTIE PITTORESQUE

EXCURSIONS POSSIBLES EN VOITURE

DANS LA VALLÉE DE GASTEIN

1 — DORF-GASTEIN, le premier village en péné-
trant dans la vallée ;

2 — HOFF-GASTEIN, avec les ruines des Palais
des Propriétaires, des mines d'or ; — le *Parc*, avec
une *source minérale froide*, légèrement purgative ;
— le *Moulin*, avec *source minérale froide*, excel-
lente à boire et susceptible de guérir les *maux
d'estomac* et les affections hémorroïdales ; — la
belle villa Caroline, de la princesse Hohenzollern ;

3 — La Galerie ouverte aux promeneurs pendant
les jours pluvieux ;

4 — Le vieux Château de Weitmoser (maintenant
un café avec une vue magnifique) ;

5 — La *Schweizerhütte* (Châlet suisse), café-
restaurant avec parc, rendez-vous du beau-monde ;

6 — Le *Café*, à GADARCNERN ;

7 — La *villa Julia*, à KOTSEHACHDORF (hôtel avec la meilleure vue de la cascade), située en pleine campagne, appartenant à GRABENWIRTH ;

8 — Le Café de BADBRUCK ;

9 — Le Café Anglais (Englischen café hous) ;

10 — La vallée de KOTSCHACH, avec l'occasion de voir les chasses aux chamois, qui y sont très-fréquentes ;

11 — La vallée de BOCKSTEIN, avec le café de PATSCHAGER et un lac rempli de truites, puis le village de BOCKSTEIN, où se trouvent des mines d'or et d'argent, la source minérale froide la meilleure de la vallée de GASTEIN, laquelle peut très-bien remplacer la source chaude de GASTEIN pour les personnes trop sanguines ou trop bilieuses ;

12 — La Machine, sur la route de NASSFELD, c'est-à-dire chemin vertical de plus de 3,000 pieds de hauteur, par lequel les matériaux et les ouvriers arrivent à la montagne d'or ;

13 — L'entrée de la vallée ANLAUFTHAL s'étendant jusqu'au pied de la colline RUDOLFSCHOHE.

POINTS DE VUE REMARQUABLES ·

ACCESSIBLES SEULEMENT A CHEVAL, OU A PIED SI L'ON EST BIEN
PORTANT OU SI L'ON N'A PAS ENCORE COMMENCÉ LA CURE
DES BAINS.

1 — Les trois belles cascades sur la route de
NASSFELD (Champ Hum) :

BORENFALL (cascade des Ours) ;

SCHLEIERFALL (cascade du Voile) ;

KESSELFALL (cascade du Chaudron).

2 — Le haut plateau de NASSFELD, champ humide
des Romains, avec le magnifique amphithéâtre des
glaciers et le passage par le MALNITZERTANERN.

A la Carinthie, il y a des cabanes de bergers où
l'on peut prendre un modeste déjeûner.

3 — Les mines d'or de RODHAUSBERG, avec le
tunnel à travers la montagne et la sortie à NASSFELD,
avec la source de l'*Ache*, qui surgit en cascade et
disparaît encore en cascade (à LEND).

4 — La *vallée de* SIEGLITZ, avec le passage aux
mines d'or de Raurès.

5 — La *vallée* ANLAUFTHAL, avec la cascade
Tanernfall et le Roi des Montagnes, le *Ankogel*
(11,000 pieds de haut, l'Eldorado des minéralogistes).

6 — Le fond de la *vallée de* KOSSCHACH, avec

une belle cascade très-intéressante pour les bota-
nistes de cryptogames.

7 — La *vallée* ANGERTHAL.

8 — Le *lac* de PALFEN.

9 — Le *lac* REDSEE.

10 — La *montagne* de POCKHART, sur la route
de NASSFELD, avec le *lac empoisonné*, qui est comme
la mer morte et dont les transparences sont chose
curieuse. Il n'y a ni poissons dans l'eau, ni oiseaux
dans l'air, ni végétation autour du lac, qui contient
de l'arsenic.

11 — La *montagne* HASSEK, avec une vue char-
mante.

12 — La plus belle, mais la plus fatigante excur-
sion, est l'ascension de la montagne GAMSKAHRKOGEL
(le Rigi de l'Autriche), avec la vue majestueuse de
plus de cent glaciers, jusqu'au GROSSGLOCKNE.

TROIS POINTS DE VUE

ACCESSIBLES MOITIÉ EN VOITURE, MOITIÉ A PIED, EN CHAISE A
PORTEUR OU A CHEVAL, ET OU L'ON PEUT ALLER A PIED,
MÊME PENDANT LA CURE, AVEC LA PERMISSION DU MÉDECIN.

1 — RUDOLFSHOHE, en allant en voiture, sur la
route de KOTSCHACHTHAL.

~~~~~~

2 — WINDISCHGRŒTZHOHER ou *Schreek Café hauss*, en allant sur la route de BOCKSTEIN jusqu'à la chapelle et au café de Patschger ; mais on ne doit jamais monter le sentier près de la cascade.

3 — La *Patriarchen Gloriette* et toutes les vallées déjà mentionnées, si l'on n'avance pas trop, après avoir été obligé de quitter la voiture.

~~~~~~~~

TROIS POINTS DE VUE

ACCESSIBLES A PIED ET MÊME PENDANT LA CURE DES BAINS
A TOUS LES MALADES QUI ONT DE BONNES JAMBES.

—

1 — Le Café-restaurant de BELLEVUE ;

2 — *Patriarchen-gloriette* (pavillon) ;

3 — *Pont de terreur* (Schreckbrucke) ;

4 — *Schiller-hohe* (gloriette) ; — *Pyrkers-hohe*, appelé ainsi d'après le patriarche d'Erlau, le poète Pyrker ;

5 — Le café et jardin de l'*hôtel du Cerf* (Hirsch), avec des bains froids et un jeu de quilles ;

6 — *Kaiser Friedrichs Laube*, café avec jardin et une magnifique maison ancienne où l'empereur Frédéric III fit la cure, il y a quatre siècles ;

7 — *Patschger café hauss* ;

8 — Les Parcs ;

9 — Le Café de Vergissmeinichs (ne m'oubliez pas), café italien.

PARTIE HISTORIQUE

ABRÉGÉ HISTORIQUE

DE LA VALLÉE DE GASTEIN

La géologie démontre par la nature du terrain que le champ humide de NASSFELD et les deux vallées de BOCKSTEIN et de HOF-GASTEIN, étaient de vastes lacs déplacés par de grandes révolutions de la terre et qui ont donné naissance aux diverses cascades du ruisseau *Ache*, le seul reste de ces lacs.

Probablement ces mêmes révolutions, qui ont déchiré les rochers pour livrer passage à la cascade, ont fait surgir les sources chaudes salutaires.

L'histoire de la vallée de GASTEIN embrasse cinq périodes, depuis la découverte de la source chaude, en 680 (après J.-C.), jusqu'à la première culture et l'élévation de la place au rang de station thermale, soit un espace de 756 ans (1436 après J.-C.).

PREMIÈRE PÉRIODE

Événements

Trois chasseurs de GOLDEGG poursuivaient un cerf déjà blessé; ils le trouvèrent baignant ses blessures dans l'eau chaude, dont les vapeurs les attirèrent.

Plus tard, des Romains, cherchant de l'or et de l'argent, trouvaient ici cachés deux chrétiens, deux hommes pieux : Primus et Felicianus. Ils les emmenèrent à Rome, pour les faire dévorer par les lions du cirque. Ces deux martyrs sont maintenant célébrés comme patrons de l'Église.

Les travaux dans les mines d'or furent continués sous le gouvernement des autres évêques de SALZBOURG.

Il n'y avait alors que cinq ou six cabanes pour prendre les bains, avant que l'empereur Frédéric, le grand père de Maximilien 1er, vint prendre la cure dans la maison qui existe encore sous le nom *Kaiser Friedrich Laube*.

DEUXIÈME PÉRIODE

La deuxième période commence avec la première civilisation de GASTEIN (1436), jusqu'au premier

examen scientifique de sa source thermale par le
fameux alchimiste Théophraste Paracelsus (1562),
qui aussi a décrit le premier les eaux de Plombières.

Il prétendit que la source thermale de GASTEIN
contenait de l'or, de l'argent et de l'arsenic.

Événements

Affluence de malades de toute catégorie ; — les
travaux des mines d'or florissent au plus haut degré,
ainsi que le commerce avec l'Italie et l'Allemagne.

TROISIÈME PÉRIODE

—

La troisième période part de 1562 et va jusqu'à la
première analyse scientifique, d'après la nouvelle
méthode de chimie, par Barisani (1780).

Événements

Grands fléaux occasionés par des tremblements de
terre, des inondations et des incendies, qui détruisi-
rent HOF-GASTEIN, alors déjà le chef-lieu de la vallée.

Les guerres de religion et l'expulsion des mineurs
protestants furent le signal de la décadence des travaux des mines et l'origine du développement de la
station thermale.

C'est de cette période que date la création des
livres ou archives appelés *Chronique de* GASTEIN,

écrite par les malades-visiteurs eux-mêmes, en prose et en poésie, en toutes langues, en bénédictions et en satyres, selon les effets éprouvés. Il existe déjà dix volumes de cette *Chronique*, qui se continue d'année en année.

La station thermale secondaire de BADBRUCK est fondée un peu plus tard, mais elle est bientôt détruite. Le premier médecin est envoyé par le gouvernement de SALZBOURG, qui obtient aussitôt une bonne analyse par le docteur Barisani, lequel reconnaît la nature alcaline de l'eau et la pauvreté de ses parties constituantes solides et gaziformes.

QUATRIÈME PÉRIODE

La quatrième période va de 1780 à 1830 jusqu'à l'établissement d'une station balnéaire à HOF-GASTEIN.

Événements

Sécularisation du gouvernement, qui allait des mains des archevêques aux mains de la Toscane, de la Bavière et enfin de l'Autriche.

Premier examen pathogénétique et thérapeutique de la source, par le docteur Niederhuber.

L'analyse, par Hühnefield, dans le laboratoire de Berzélius.

Examen électro-magnétique-optique, par Baumgartner et Stahl.

Construction des magnifiques chaussées.

Construction des bains à vapeur.

Installation du premier médecin stable, docteur Storch.

Captation et direction d'une partie des sources à Hof-Gastein et établissement d'une station balnéaire dans ce lieu, à l'aide de tuyaux (4,400).

CINQUIÈME PÉRIODE

La cinquième période part de 1830 et arrive jusqu'à nos jours (1865).

Événements

Établissement d'un hôpital militaire à Hof-Gastein par le patriarche Pyrker; — Construction du pont en pierres au-dessus de la cascade, des quinze maisons les plus nouvelles et de la Galerie vitrée; — Établissement de la poste, de la pharmacie et de la télégraphie; — Découverte de la source supérieure, par Reisacher; — Analyse de la source, par Redtenbacher.

AUTORITÉS

DANS LA VALLÉE DE GASTEIN

Le chef politique de la vallée est *M Preuer*, qui réside à HOF-GASTEIN.

Il y a aussi dans cette localité un chef militaire, commandant de l'hôpital militaire : c'est *M. Mayr*, capitaine.

A BAD-GASTEIN tient résidence un commissaire de police inspecteur des bains : c'est *M. Appel*.

Il y a un curé à HOF et à BAD-GASTEIN et des vicaires à DORF-GASTEIN et BAD-GASTEIN ; enfin, il y a un médecin-chirurgien, *M. Lainer*, qui réside toute l'année à BAD-GASTEIN et à qui l'on s'adresse pour les logements et l'exportation des eaux.

ANALYSE

*La plus récente de l'eau thermale de Gastein,
évaporée par le Dr PROLL, en 1862, à Gastein
et analysée par M. REDTENBACHER, professeur
de chimie à Vienne (Autriche).*

~~~~~~~~

(L'analyse spectrale a fait découvrir la présence éclatante
de deux nouveaux métalloïdes : le *rubidium* et *caesium*).

Sur 10,000 parties liquides, on a trouvé :

1 —	Sulfate de soude.	2.038
2 —	Chlorure de sodium.	0.466
3 —	Silicea.	0.495
4 —	Carbonate de chaux.	0.195
5 —	Sulfate de potassium	0.134
6 —	Sulfate de lithium	0.035
7 —	Carbonate de magnésie	0.016
8 —	Phosphate d'argile .	0.006
9 —	Carbonate d'oxydule dè fer	0.004
	TOTAL.	3.389

Soit 3.389 parties solides ou fixes sur 100.000 parties liquides.

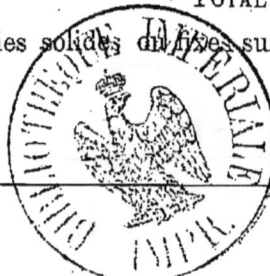

NOMENCLATURE DES MÉDECINS

QUI ONT EXERCÉ ET EXERCENT ENCORE A BAD-GASTEIN

1 — Dr STORCH, 1804. — Mort 1839.

2 — Dr KIENE, 1839. — Mort 1852.

3 — Dr PROLL, 1851.

4 — Dr WOLF, 1851. — Parti 1852.

5 — Dr HARDTL, 1853.

6 — Dr SNETIOY, 1853. — Mort 1855.

7 — Dr HONIGSBERG, 1855.

—

A HOF-GASTEIN, le médecin inspecteur est *M. le Dr Pfeiffer.*

A la liste ci-dessus, il faut ajouter le médecin de l'hôpital militaire et le médecin-chirurgien qui donne ses soins aux habitants de la vallée, lequel réside toute l'année à HOF-GASTEIN.

BIBLIOGRAPHIE

—

LIVRES PUBLIÉS SUR LA VALLÉE DE GASTEIN

Ouvrages du Dr KIENE. — Salzbourg, chez Dugle. 1847

Id.   du Dr SNETIOY. — Salzbourg, ch. Mayr. 1852

Id.   du Dr PROLL. — Vienne, Braumüller. 1862

Dictionnaire des Eaux, par M. le Dr HARDTL. — Vienne, chez Braumüller. 1862.

Repertorium, par M. le Dr HONIGSBERG. — Vienne, chez Gerald. 1858.

RÈGLEMENT

des

EAUX DE BAD-GASTEIN

§ 1

. Dans les 18 heures de son arrivée, chaque étranger est tenu de remplir, d'une façon complète et lisible, le bulletin d'avis (Meldschein) qui doit lui être présenté. Le bulletin rempli est immédiatement remis à l'Inspecteur I. R. des eaux par les soins des propriétaires ou administrateurs des maisons où les étrangers prennent leur domicile, sans qu'il soit fait exception pour le château des I. R. des Bains ou pour l'hospice des indigents.

§ 2

Il est interdit de faire usage des eaux thermales sans avoir au préalable pris l'avis, soit du médecin I. R. des eaux, soit d'un autre médecin dûment autorisé à exercer à Bad-Gastein, tant sur le degré de chaleur des bains que sur les précautions particulières à prendre.

§ 3

Il est interdit de prendre des bains sans une ordonnance expresse du médecin I. R. des eaux ou d'un autre médecin autorisé. Les propriétaires et leurs préposés sont responsables de l'observation rigoureuse de cette prescription.

§ 4

Les données de la science n'ayant pas encore permis de déterminer les principes qui constituent l'efficacité des eaux thermales de Gastein, on doit éviter, afin de ne pas nuire à leur effet, de les mélanger avec d'autres substances, ou de les couper. En conséquence, il est sévèrement interdit à qui que ce soit de refroidir, sans autorisation d'un médecin, les eaux thermales avec de l'eau froide ordinaire, et dans le cas où leur chaleur devra être tempérée, on se servira, sauf autorisation spéciale du médecin, des eaux thermales elles-mêmes, refroidies dans les réservoirs établis à cet effet. Dans le cas où de l'eau ordinaire pourra être adjointe aux eaux thermales, on devra transporter l'eau, et il est défendu de faire usage de tuyaux de conduite.

§ 5

Le Commissaire-Inspecteur I. R. des eaux est chargé, de concert avec le médecin I. R. des eaux, de la surveillance spéciale des maisons de bains et d'assurer l'exécution des mesures sanitaires et des règlements de police. Les propriétaires de bains, leurs préposés et tous autres sont tenus à se soumettre à leurs prescriptions.

§ 6

Pour prévenir toute difficulté, le tarif des bains, du chauffage des cabinets, du linge, des douches et bains de vapeur, sera affiché dans chaque maison de bains.

§ 7

Le présent réglement sera affiché dans chaque maison de bains à une place convenable, ainsi que l'ordonnance réglant l'usage et les taxes des bains, le tarif des chaises à porteurs ou à roulettes, des voitures, chevaux, guides et porteurs.

§ 8

Des livres de réclamations seront tenus, aux lieux indiqués par le Commissaire Inspecteur I. R. des eaux, à la disposition des personnes qui voudront y consigner leurs demandes ou leurs plaintes. On pourra se faire apporter ces livres à domicile, à condition de les renvoyer sans retard.

Toute demande ou plainte peut être également adressée verbalement ou par écrit au Commissaire-Inspecteur I. R. des eaux ou à un des membres du comité des eaux.

§ 9

Les personnes qui désirent retenir un logement, soit dans un hôtel, soit dans une maison particulière, s'adresseront, en règle générale, aux propriétaires. S'il s'agit du château I. R. des bains, on devra s'adresser à l'administrateur du château.

Si, après avoir retenu un logement, on veut y renoncer, avis devra en être donné quatre semaines au moins avant l'époque fixée pour l'entrée en jouissance, sinon le propriétaire peut réclamer le loyer convenu; il est néanmoins permis de sous-louer avec le consentement du propriétaire; mais en restant responsable du payement du loyer.

S'il s'élève, à propos de logements, une difficulté qui ne puisse se régler à l'amiable, elle sera portée devant le Commissaire-Inspecteur I. R. de police et des eaux ; s'il ne parvient pas à amener un arrangement, les parties seront renvoyées devant le tribunal I. R. du district, à Hof-Gastein.

Afin que la valeur des dispositions du présent § 9 ne soit pas ignorée des personnes qui écrivent pour retenir un logement, copie en sera jointe à la réponse qui leur sera faite.

§ 10

Une ordonnance spéciale règle l'admission des indigents qui désirent entrer à l'hospice de Bad-Gastein. Ils ont à s'adresser au comité de l'hospice et à se munir d'une somme de 6 fl. V.A., s'ils appartiennent à la province, c'est-à-dire au duché de Salzbourg ; et d'une somme de 12 fl. V.A., s'ils appartiennent à une autre province de l'empire d'Autriche ou s'ils sont d'un autre pays.

§ 11

Pour faciliter les lectures et réunions, des journaux, dont l'abonnement se paye avec les fonds de la caisse des eaux, sont mis à la disposition du public, dans le salon de lecture et le salon des dames. Pendant la durée de la saison, un cabinet de lecture est installé, avec l'autorisation de l'autorité compétente. Il est également pourvu à l'entretien de la Galerie (Wandelbahn), dont l'accès est ouvert au public.

On se borne à faire observer que les journaux ne peuvent être, le jour de leur arrivée, emportés à domicile.

LE GOUVERNEUR DE LA PROVINCE DE SALZBOURG.

Mars 1863.

RÈGLEMENT

de

LOUAGE A GASTEIN

§ 1

Les personnes qui désirent retenir un logement, soit dans un hôtel, soit dans une maison particulière, s'adresseront, en règle générale, aux propriétaires. S'il s'agit du château I.R. des bains, on devra s'adresser à l'administrateur du château.

Si, après avoir retenu un logement, on veut y renoncer, avis devra en être donné quatre semaines au moins avant l'époque fixée pour l'entrée en jouissance, sinon le propriétaire peut réclamer le loyer convenu; il est, néanmoins, permis de sous-louer avec le consentement du propriétaire; mais en restant responsable du payement du loyer.

§ 2

Le jour de l'entrée en jouissance du bail et celui de la sortie doit être précisément fixé. Le terme de trois semaines sera considéré comme durée moyenne du louage et du temps de la cure, si, à l'occasion de la location, le jour de la sortie n'a pas été stipulé. Après l'écoulement du temps du louage fixé de cette manière, la disposition ultérieure revient de droit au propriétaire, et il échoit pour le baigneur toute sorte de droit provenant du bail.

§ 3

Le droit d'usage de l'appartement loué restera réservé au locataire pendant toute la durée du bail; par conséquent, celui-ci aura aussi à faire le paiement pour toute la durée de location, et même dans le cas où il s'y domicilierait plus tard ou y renoncerait avant le terme stipulé.

§ 4

Si, lors du bail, il n'y a eu des arrhes données de la part du preneur et si celui-ci ne s'installe pas le jour fixé, le propriétaire a le droit d'attendre encore plus longtemps ou de louer l'appartement à une autre personne. Exception aura lieu s'il y a eu des arrhes données, ou que le preneur ait été empêché par des événements inattendus, et qu'il en ait averti le bailleur, par écrit, encore le jour fixé par le contrat, ou plutôt par une lettre adressée au propriétaire et contenant des arrhes. Dans ces deux cas, le bailleur n'est tenu envers le locataire que jusqu'à concurrence des arrhes, réputées comme paiement fait par anticipations. Il faut que les arrhes montent pour le moins à dix florins par personne

§ 5

Calculant le temps de louage, on comptera le jour de l'arrivée ; mais le départ ayant lieu après-midi, on fera aussi entrer en compte le jour de la sortie.

§ 6

Les prix de bail et de bains se paient en monnaie d'Autriche et devraient être stipulés par écrit avant ou à l'arrivée du locataire.

§ 7

Pour la sûreté réciproque, l'obligation mutuelle provenant du bail n'aura lieu qu'après l'échange du contrat et du consentement par écrit.

§ 8

Le paiement du loyer, des bains, etc., se fait à la fin du bail, ou sur demande positive du preneur, aussi après l'écoulement de chaque semaine.

§ 9

S'il s'élève, à propos des logements, une difficulté qui ne puisse se régler à l'amiable, elle sera portée devant le Commissaire-Inspecteur I. R. de police et des eaux ; s'ils ne parviennent pas à amener un arrangement, les parties seront renvoyées devant le tribunal I. R. de district à Hof-Gastein.

§ 10

Afin que la valeur des dispositions du présent § 9 ne soit pas ignorée des personnes qui écrivent pour retenir un logement, copie en sera jointe à la réponse qui leur sera faite.

ERRATA

L'auteur, qui est étranger, écrit pour la première fois en langue française.

Après l'impression de son ouvrage, et en le relisant, il s'est aperçu que de nombreuses fautes lui avaient échappé ; que, dans plusieurs passages de son petit livre, des expressions défectueuses pouvaient dénaturer le sens de sa pensée.

Désireux d'arriver, autant que possible, à être utile au public par la publication d'un travail qui renferme de bons renseignements, l'auteur croit devoir, par les *errata* suivants, combler les lacunes et rectifier les erreurs que le lecteur aura pu relever dans le cours du présent ouvrage.

(Note de l'imprimeur.)

Page 10	AU LIEU DE : Cependant, il ne faut pas que ces malades soient trop jeunes.
Ligne 8	IL FAUT LIRE : Cependant, il ne faut pas que ces malades soient poitrinaires.
Page 11	AU LIEU DE : ..... qui ont besoin de force, etc.
Ligne 3	IL FAUT LIRE : ..... qui ont besoin, *sans délai*, etc.

SUITE DE L'*ERRATA*

Page 11	**APRÈS LES MOTS :** ..... ni l'été, ni l'automne.....
Ligne 6	**AJOUTER :** et qui n'ont pas l'absolue nécessité d'une avant-cure.
Page 11	**APRÈS LES MOTS :** A ceux qui.....
Ligne 9	**SUPPRIMER** .... n'ont aucun penchant pour les aventures et...
Page 12	**AU LIEU DE :** L'automne dans la vallée de Gastein est propice.
Ligne 1re	**IL FAUT LIRE :** On recommande de venir en automne.
Page 12	**APRÈS :** ..... c'est-à-dire des démangeaisons.....
Ligne 12	**AJOUTER :** .... c'est-à-dire de démangeaisons, de douleurs au creux de l'estomac, de constipation, mais sans perte de sang.
Page 12	**APRÈS :** ....., les autres saisons,
Ligne 19	**AJOUTER :** à cause de la santé.
Page 12	**SUPPRIMER :** 2 — A ceux qui sont d'une sensibilité et d'une irritabilité extrême.
Ligne 20	**ET LE REMPLACER PAR :** 2 — A ceux qui peuvent supporter le froid, la solitude et qui ne peuvent pas attendre jusqu'au printemps.
Page 27	**APRÈS LES MOTS :** ..... avec le galvanomètre,
Ligne 11 et 12	**AJOUTER :** .... pendant que les trois espèces d'eau démontreraient la même température.
Page 31	**AU LIEU DE :** ..... l'emploi des deux eaux.
Ligne 17	**LIRE SEULEMENT :** ..... l'emploi des eaux.
Page 39	**APRÈS LES MOTS :** ..... en fer blanc.
Ligne 6	**AJOUTER :** ..... ou en bois.
Page 47	**APRÈS LE MOT :** magnifique.
Ligne 20	**AJOUTER :** vue.

TABLE DES MATIÈRES

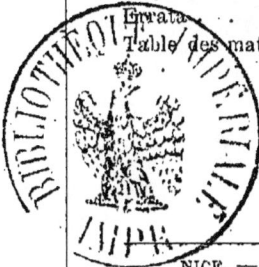

NICE. — IMPRIMERIE DE V.-EUGÈNE GAUTHIER ET Cᵉ.

www.ingramcontent.com/pod-product-compliance
Lightning Source LLC
Chambersburg PA
CBHW032304210326
41520CB00047B/1951